T.14
C
13

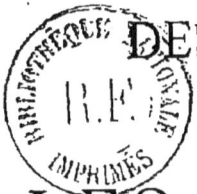

DES TEINTURES

POUR

LES CHEVEUX

ET DE

LEURS DANGERS

A LA MÊME LIBRAIRIE

DU MÊME AUTEUR

De la Transfusion du sang (*ouvrage couronné par la Faculté de Médecine*), 1869.

Diagnostic différentiel des maladies de la moëlle épinière (*avec préface de M. le Professeur Charcot*), 1879.

De l'Hygiène de la Peau, 1896.

De l'Hygiène de la Chevelure, 1896.

Grenoble. imprimerie ALLIER FRÈRES
Cours Saint-André, 26.

BIBLIOTHÈQUE DES GENS DU MONDE

DES TEINTURES

POUR

LES CHEVEUX

ET DE

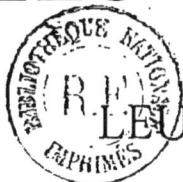

LEURS DANGERS

PAR

Le Docteur MARMONIER

(de Marseille)

Chevalier de la Légion d'honneur,
Officier d'Académie,
Membre de la Société de Dermatologie et de Syphiligraphie
de Paris.

MARSEILLE
LIBRAIRIE PARISIENNE
4, Rue Noailles, 4
ET LIBRAIRIE DE LA BOURSE

1899

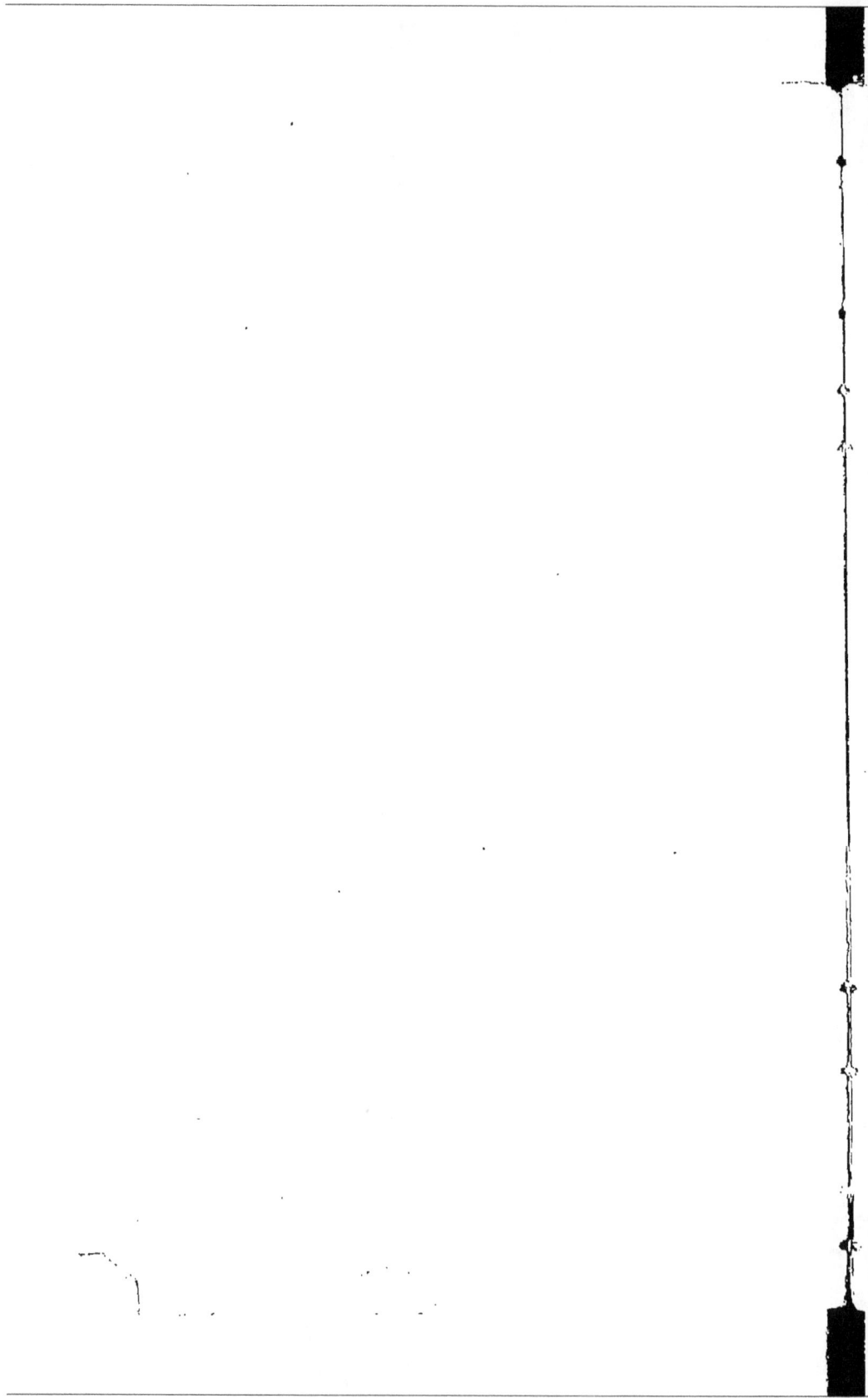

DES TEINTURES

POUR

LES CHEVEUX

La Canitie.

On donne le nom de *canitie* à la décoloration des poils qui prennent un aspect gris
ou blanc, parfois même blanc d'argent.

La canitie peut être *congénitale* ou *acquise*.

La canitie *congénitale* est généralisée dans
quelques cas fort rares, comme chez les
Albinos. Elle est bien plus souvent partielle
et s'observe par touffes ou par mèches de

cheveux gris ou blancs, disséminés au milieu de la chevelure ou de la barbe.

La canitie *acquise* comprend la canitie *sénile*, physiologique, et la canitie *prématurée*.

La canitie prématurée survient parfois de très bonne heure, par suite d'une disposition individuelle, dans certains cas héréditaires, ou bien après de violentes souffrances, des maladies graves, de grands chagrins ; partielle ou généralisée, elle évolue quelquefois très rapidement ; cependant on ne saurait admettre la possibilité de blanchir complètement en vingt-quatre heures.

La canitie partielle peut se produire à la suite de certaines affections du cuir chevelu ou de la barbe, la pelade en particulier, et est alors persistante ou le plus souvent passagère. De même, celle qui survient après les maladies graves, la fièvre typhoïde, l'érysipèle, ou après les couches, est susceptible de rétrocéder, mais, le plus souvent, la canitie prématurée, qui dépend de la prédisposition individuelle, est persistante, alors

qu'elle s'est montrée, et, comme la canitie
due au progrès des ans, elle évolue lente-
ment, progressivement, débutant par les
tempes, puis envahissant le cuir chevelu, la
barbe et tous les poils du corps.

Traitement de la Canitie.

La variation dans le grisement des poils
dépend du dépôt inégal de granulations
pigmentaires. Il conviendrait de chercher le
moyen de régulariser ou d'activer la fonction
pigmentaire; jusqu'ici, malheureusement, on
ne connaît aucun médicament, interne ou
externe, susceptible d'agir ainsi, et il faut se
borner, si on veut absolument masquer la
décoloration des cheveux et leur donner
une couleur artificielle, à l'emploi de teintures.

Le médecin est rarement consulté, quand
on se décide à se faire teindre; et c'est un
tort, ainsi que le lecteur va pouvoir en juger.

Des teintures.

Le nombre des teintures qui ont été et qui sont encore vantées chaque jour, est considérable ; mais il faut bien savoir que, si la dénomination et l'étiquette varient, la composition de toutes les teintures reste à peu près la même, c'est-à-dire qu'il y a, pour chaque teinte (brune, châtaine ou blonde) que l'on veut obtenir, des solutions *types*, qui ont pour base des substances toujours les mêmes.

TEINTURES NOIRES.

Teintures inoffensives.

Je ne ferai que mentionner, pour mémoire, un cosmétique tout à fait inoffensif et qui

consiste dans le vulgaire charbon de liège
ou de peuplier ; on fait noircir un bouchon
de liège à la flamme d'une lampe et on le
passe à plusieurs reprises sur les cheveux
que l'on veut colorer.

Malheureusement ce procédé n'est pas
très recommandable, parce que cette teinture n'agit que passagèrement. Elle ne *tient*
pas suffisamment.

Le même reproche peut être adressé à la
pommade au charbon de peuplier, dont voici
la formule :

Cire blanche....... 12 grammes.
Huile d'olive....... 30 grammes.

On fait fondre et on ajoute :

Charbon de peuplier pulvérisé..... 6 grammes.

On mélange le tout ensemble dans un
mortier.

Il est superflu de faire remarquer que
l'action de l'eau sur les cheveux ou sur la

barbe ainsi teints, produit des effets désas-
treux.

Il est encore une teinture inoffensive à
base d'encre de Chine, et dont voici la formule :

Encre de Chine.....	30 grammes.
Gomme adragante..	55 grammes.
Eau de roses.......	75 centilitres.
Alcoolat de verveine.	100 grammes.

On commence par laver les cheveux avec
un mélange de bicarbonate de soude et d'eau
(15 grammes de bicarbonate pour un litre
d'eau) ; on les laisse sécher, puis on applique
la solution, à base d'encre de Chine, à l'aide
d'une petite brosse, en ayant bien soin de
ne pas tacher le cuir chevelu ni le front.
L'opération exige infiniment de précautions
sur la limite des cheveux, c'est-à-dire sur le
front, la nuque, aux tempes et aux oreilles.
On obtient ainsi des cheveux d'un beau noir.

Je recommande cette teinture tout parti-
culièrement aux dames jeunes et brunes, qui

ont dans la chevelure quelques fils blancs et précoces et qu'elles voudraient cacher. Elles peuvent passer légèrement la teinture sur les fils blancs sans se teindre entièrement.

Cette teinture présente cet avantage que, si elle ne plaît pas, il est toujours possible de la faire disparaître en lavant les cheveux cinq ou six fois.

Teintures non inoffensives.

Les teintures, dit M. Dubrisay, *si elles sont réellement bonnes pour les cheveux, renferment des substances toxiques.*

Le plus souvent ces teintures n'améliorent que très médiocrement l'aspect de la physionomie des personnes qui se font teindre les cheveux, et le mal ne serait pas grand s'il était limité à l'impression que produit trop souvent la contemplation d'une transformation, dont ceux qui vous entourent jugent facilement l'origine factice ;

malheureusement, elles ont des résultats plus fâcheux ; elles nuisent souvent à l'intégrité du cuir chevelu et trop souvent aussi elles sont une source d'intoxication pour l'économie, en raison de leur composition où entrent des sels d'argent, de cuivre et surtout de plomb.

Faire connaître au public quelle est la composition des teintures répandues dans le commerce, l'éclairer de façon à ce qu'il puisse choisir judicieusement parmi les teintures qui lui seront proposées, est, je crois, faire œuvre utile.

Certes, nous devons être très reconnaissants aux coiffeurs pour les soins qu'ils apportent à nous rajeunir, à embellir notre physionomie, par une coupe savante des cheveux et de la barbe ou par l'édification d'une coiffure, où se révèle la main d'un véritable artiste ; mais quand nous voudrons nous faire teindre les cheveux ou la barbe, nous agirons prudemment en n'acceptant la teinture qu'ils nous offrent, qu'après nous être informés de sa composition. Malheureusement, les coiffeurs l'ignorent souvent. Ils ne sont, la plupart du temps, que des intermédiaires entre les grands industriels qui leur envoient des flacons de teinture, dont ils leur vantent l'efficacité et l'innocuité dans des prospectus alléchants, et leurs clients qui sont bien obligés de s'en rapporter à eux. Il n'est pas douteux que, une fois instruits des dangers que peut présenter l'application des teintures dites « à sels métalliques », nous refuserions d'en faire usage, s'ils nous prévenaient qu'elles renferment un sel de plomb par exemple.

Ce n'est pas une raison pour accepter davantage, à yeux fermés, les autres teintures dites « sans sels métalliques »; nous en verrons plus loin les raisons. N'acceptons pas non plus les teintures que les coiffeurs disent avoir été préparées par eux-mêmes, sans qu'ils ne nous en aient indiqué exactement la formule; ils ne sauraient être alors rendus responsables des méfaits qu'aura

pu produire leur teinture, si nous l'avons
acceptée.

Ceci dit, je vais indiquer les formules des
teintures « à sels métalliques » dont l'usage
est le plus répandu,

Teintures à sels d'argent.

Pour teindre les cheveux ou la barbe en
noir, une solution de nitrate d'argent constitue, sans contredit, la moins mauvaise des
teintures à sels métalliques.

On emploie cette solution soit seule, soit
conjointement avec une autre solution qui
renferme un mordant.

Teintures sans mordant.

Nitrate d'argent....   28 grammes.
Eau de roses......   550   —

ou :

    Nitrate d'argent...   5 grammes.
    Eau de roses..   125   —
    Ammoniaque   5   —

ou :

    Nitrate d'argent...   20 grammes.
    Sulfate de cuivre...   0,90 centig.
    Ammoniaque .....   10 grammes.
    Eau.............. 1.000   —
        (Eau dite *Charbonnier*.)

ou :

    Nitrate d'argent...   5 grammes.
    Acétate de plomb..   1   —
    Eau de roses......   100   —
    Eau de Cologne ...   1   —
        (Dr KAPOSI.)

ou :

    Nitrate d'argent...   45 grammes.
    Sulfate de cuivre..   2 gr. 85 c.
    Eau............. 1.000 grammes.
        (Eau dite du *Serpent*.)

ou :

L'eau dite *Figaro*, qui n'est qu'une solution ammoniacale de nitrate d'argent.

ou :

L'*Eau Égyptienne* ou *Ethiopique*, qui est également une solution de nitrate d'argent ;

ou :

L'*Eau* dite *de Chine*, qui a eu son moment de vogue, mais que je déconseille absolument, et dont la formule est la suivante :

Nitrate d'argent........   1 partie.
Chaux hydratée........ 4   —
Eau.......   quantité suffisante pour dissoudre.
(Dr Tissot.)

Mode d'emploi. — Avant d'employer l'une des solutions ci-dessus, il faut débarrasser le cuir chevelu et les cheveux de toute substance grasse ou pommade, qui empêcherait l'adhésion de la teinture. Pour cela, on

savonne avec soin à l'aide du savon ordinaire, ou mieux avec une solution de soude
ou de potasse très étendue d'eau. On laisse
ensuite sécher les cheveux pendant une
heure au moins. On applique alors la teinture à l'aide d'une petite brosse à soies très
courtes ; on lave le cuir chevelu immédiate-
ment après l'application de la teinture avec
une solution de sel marin, pour l'empêcher
de se colorer en noir.

Il faut se défier des flacons vendus dans le
commerce sous le nom de « Eau à détacher ».
Il en est qui contiennent du cyanure de
potassium, lequel est un des poisons les plus
violents.

Ces teintures ne prennent pas tout de
suite. La réduction du sel d'argent est pro-
duite par la matière organique du cheveu.
L'effet se produit plus rapidement si l'on a
soin d'exposer les cheveux à l'air et à la
lumière.

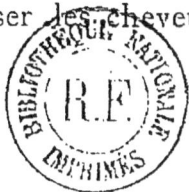

2

Teintures avec un *mordant*.

Plus fréquemment on se sert de deux solutions, l'une renfermant un sel d'argent ou de plomb ; l'autre, appelée *mordant*, destinée à produire la réaction chimique, en agissant sur la solution d'argent.

Le mordant le plus communément employé est le foie de soufre ou sulfure de potassium :

EXEMPLES :

Flacon n° 1 :

Nitrate d'argent...   28 grammes.
Eau de roses........   170   —
(dans un flacon bleu.)

Flacon n° 2 :

Sulfure de potassium..   28 grammes.
Eau distillée..........   270   —
(dans un flacon blanc.)

ou :

Flacon n° 1 :

Nitrate d'argent...   28 grammes.
Eau de roses......   225   —
(dans un flacon bleu.)

Flacon n° 2 :

Sulfure de potassium...   28 grammes.
Eau distillée.........   170   —
(dans un flacon blanc.)

ou :

Flacon n° 1 :

Nitrate d'argent...   8 grammes.
Eau distillée......   70   —
(dans un flacon bleu.)

Flacon n° 2 :

Sulfure de potassium..   8 grammes.
Eau distillée.........   70   —
(dans un flacon blanc.)

En variant le titre de la solution argentique, on obtient à volonté les colorations noire, brune, châtaine.

Mode d'emploi. — On commence par appliquer avec une brosse le liquide n° 1 sur les cheveux, et quand ceux-ci sont à peu près secs, on applique le liquide n° 2 avec une autre brosse, pendant qu'on sépare les cheveux avec l'autre main. Il faut avoir bien soin que le sulfure soit nouvellement préparé, ou au moins bien conservé dans un flacon bien bouché ; autrement, au lieu de noircir les cheveux, il leur donnerait une teinte jaune. L'ignorance ou l'oubli de ce détail cause parfois des mésaventures désagréables. J'en ai observé récemment une semblable chez une de mes clientes.

Mais, d'autre part, quand le sulfure est bon, l'odeur en est très désagréable. Aussi, quoique ce soit la teinture qui prenne le plus vite et le mieux, on a songé à remplacer la solution de sulfure par une solution de noix de galle, ou d'acide gallique, ou d'acide pyrogallique.

Exemples :

Flacon n° 1 :

Sulfate de cuivre	2 ^{gr}	10
Nitrate d'argent......	6	15
Ammoniaque........	4	30
Eau	1.000	

Flacon n° 2 :

Alcool.............	1.000 grammes
Acide gallique.......	8. —

ou :

La *teinture américaine*, qui se compose d'acide gallique et d'une solution ammoniacale de nitrate d'argent.

ou :

Flacon n° 1 :

Sulfate de cuivre.......	2 ^{gr} 50
Nitrate d'argent	36 grammes
Eau distillée..........	250 ---

Flacon n° 2 :

Acide pyrogallique	3 grammes	
Eau distillée	40	—
Esprit de vin rectifié....	10	—

Mode d'emploi. — On commence par passer le mordant sur les cheveux, puis, quand ceux-ci sont presque secs, on passe la solution argentique.

Toutes les nuances du brun au noir peu-être obtenues en faisant varier de 1 à 50 gr., par litre, la quantité d'acide pyrogallique (Dr THIBIERGE).

Voici encore, dans le même ordre d'idées, une des teintures employées souvent par les coiffeurs :

Flacon n° 1 :

Sulfure d'ammonium.. ..	30 grammes	
Solution de potasse au 20°c	12	—
Eau distillée	30	—

Flacon n° 2 :

Nitrate d'argent .... 4 grammes
Eau distillée .... 60 —

Mode d'emploi. — Après avoir savonné pour enlever les graisses, on applique d'abord sur les cheveux la solution n° 1 avec une brosse pendant quinze ou vingt minutes, puis on applique la solution n° 2 avec une deuxième brosse, pendant qu'on sépare les cheveux avec l'autre main (Dr BROCQ).

Ici encore, je ne donne que pour mémoire la formule d'une teinture assez connue, et que je déconseille absolument.

L'*Eau d'Egypte* se compose de :

Nitrate d'argent....... 1 partie
Nitrate de bismuth.... 1 —
Sous-acétate de plomb 1 —

Sous l'action d'une eau sulfureuse quelconque, les cheveux prennent une teinte noire, mais comme cette eau est en général à base de sulfhydrate de soude, il arrive que, si l'on n'y prend garde, la chevelure entière se dissout (Dr Tissot). Une mésaventure de ce genre est arrivée récemment à la femme d'un de mes confrères.

Teintures à sels de plomb.

Toutes les teintures qui renferment du plomb doivent être absolument proscrites, en raison des accidents qu'elles sont susceptibles de déterminer.

Aussi, n'est-ce que pour mémoire et pour prémunir le public contre l'emploi des teintures à sels de plomb, que je donne les formules qui suivent :

L'Eau Juvénile :

Flacon n° 1 :

Acétate de plomb.....   25 grammes
Eau distillée de roses.   125   —

Flacon n° 2 ∗

Monosulfure de sodium   30 grammes
Eau de roses......... 1.000   —

(D^r De Molènes.)

L'*Eau des Fées* :

Oxyde de plomb.....	2 ^{gr}	13
Hyposulfite de soude..	54	50
Glycérine...........	13	51
Ammoniaque........	3	91
Eau...............	925	89

(Analyse du Laboratoire municipal de Paris.)

L'*Eau Renaissance* :

Acétate de plomb.....	25 grammes	
Hyposulfite de soude..	100	—
Eau de roses	1.000	—
Glycérine...........	5	—

(D^r De Molènes.)

L'Eau de Castille :

Acétate de plomb.....	16 ^{gr} 67	
Hyposulfite de plomb..	101	60
Eau................	1.000	

(Dr DE MOLÉNES.)

L'Eau de la Floride qui, d'après le prospectus, serait composée de plantes exotiques et bienfaisantes, et qui est constituée par une solution d'acétate de plomb et de fleurs de soufre, d'après l'analyse du Laboratoire municipal de Paris.

L'Eau magique, *l'Eau de Ninon*, qui renferment de l'oxyde de plomb et de l'hyposulfite de soude (Dr FOURNIER).

La Sélinite, qui contient du carbonate de plomb, mélangé à du carbonate et à du nitrate de soude (Dr BROCQ).

Je ne veux pas multiplier davantage les

exemples des solutions pour teindre en noir
les cheveux, et qui contiennent des sels
d'argent ou de plomb. De nouvelles teintures
surgissent chaque jour et s'étalent à la qua-
trième page des journaux. Avant de s'en
servir, il sera bon d'en demander la composition.

Teintures aux sels de fer.

Les sels de fer donnent d'assez bonnes
colorations brunes.

Un ancien procédé, qui est inoffensif, consiste à prendre du vieux fer oxydé au contact
de l'air, à l'arroser d'acide acétique pour
avoir une solution d'acétate de fer. On lave
un jour les cheveux avec cette solution ; le
lendemain on les enduit de soufre battu
avec de l'huile, et ainsi de suite. On obtient
ainsi une teinture presque noire (Dr Brocq).

On peut encore se servir à la rigueur de la
lotion de Laforest :

> Vin rouge......... 360 grammes
> Sel de cuisine...... 4 —
> Sulfate de fer...... 7 —

On mélange et on fait bouillir pendant quelques minutes, puis l'on ajoute :

> Oxyde de cuivre... 7 grammes

On laisse deux minutes au feu, et l'on ajoute :

> Poudre de noix de galle.. 4 grammes

Mode d'emploi. — On frotte les cheveux avec cette solution ; au bout de quelques minutes, on les dessèche avec un linge chaud, puis on les lave à l'eau ordinaire.

Ce mélange donne une coloration noire terne, fort peu agréable.

Teintures à l'acide pyrogallique.

L'acide pyrogallique donne une coloration brunâtre, presque noirâtre.

EXEMPLES :

Acide pyrogallique.. 1 gramme
Eau de roses .... 40 —
Eau de Cologne .... ·2· —
(Dr BROCQ).

où :

Acide pyrogallique. 30 grammes
Acide acétique....... 30 —
Alcool à 90° .... 500 —
Essence de citron... 3 —
(Dr MONIN).

ou :

Flacon n° 1 :

Solution aqueuse d'acide pyrogallique.

Flacon n° 2 :

Solution aqueuse de bichromate de potasse.

Teinture au chlorhydrate
de paraphénylène-diamine.

On vend dans le commerce avec l'étiquette de « teintures sans sels métalliques », des teintures souvent d'un emploi dangereux. Les unes, contrairement au prospectus, renferment un sel métallique, les autres contiennent une substance chimique souvent toxique. Parmi ces dernières, se trouve une teinture à base de *chlorhydrate de paraphénylène-diamine*. Cette teinture, assez fréquemment employée depuis un certain temps, contient un dérivé de la distillation de la houille. Elle est d'un emploi plus facile que celles à base de henné et d'indigo; elle donne des colorations plus franches d'aspect que les teintures à base de nitrate d'argent ou d'acide pyrogallique, d'où son grand succès.

On fait suivre son application sur les cheveux d'un lavage à l'eau oxygénée.

TEINTURES CHATAIN.

Les substances que nous allons mainte-
nant énumérer, ne donnent que difficilement
la teinte franchement noire ; on obtient surtout avec elles les diverses nuances du cha-
tain.

Ce sont d'abord les préparations qui contiennent de l'huile ou du tannin.

« Toutes les huiles foncent la coloration
des cheveux, ce que savent fort bien les blondes qui tiennent à conserver leur nuance, et
qui n'en emploient jamais. On peut citer
l'huile de cade, l'huile de coloquinte, de
macis.

Parmi les substances colorantes à base de
tannin, on signale la noix de galle, le brou
de noix, l'infusion de fèves, de cônes de
de cyprès, de grappes de lierre, de feuilles et
d'écorces de noyer, d'écorces de saule, de

sumac, de grenade, les feuilles de viorne macérées dans l'huile. » (Dr BROCQ.)

Quand on veut donner aux cheveux une nuance châtain foncé, on peut employer le brou de noix de la façon suivante :

1° On lave les cheveux avec une solution de carbonate de potasse au dixième ;

2° On les frictionne ensuite avec le mélange suivant :

Suc exprimé d'écorce
    verte de noix......   10 parties.
    Alcool à 60°........   90   —

(Laisser en contact dix jours, puis filtrer.)

Cette teinture est complètement inoffensive.

On a également employé le permanganate de potasse pour donner aux cheveux une nuance châtain foncé. On se sert d'une solution saturée de permanganate de potasse. Comme le nitrate d'argent, le permanganate de potasse se décompose quand il se trouve

en contact avec des substances organiques.
(Dr THIBIERGE.)

Un certain nombre de coiffeurs emploient
beaucoup le permanganate de la façon suivante :

1° On lave les cheveux avec une solution
de permanganate de potasse;

2° On les lave ensuite avec une solution
de tannin.

A première vue, cette teinture paraît
absolument inoffensive. Cependant elle a
déterminé plusieurs fois des inflammations
du cuir chevelu et du visage, ainsi que des
accidents d'intoxication dus à son emploi
habituel. Ces accidents sont causés très pro-
bablement par l'oxydation du tannin et par
la formation d'acide pyrogallique.

———

3

TEINTURES BLONDES.

Beaucoup de femmes voudraient être blondes. De tout temps la chevelure blonde a été fort appréciée. Toutes les femmes ou presque toutes les femmes charmantes ou fatales dont l'histoire a enregistré la mémoire, étaient blondes : Ève, Vénus, Cerès, la belle Hélène, Lucrèce Borgia, lady Macbeth, Mary Tudor, Catherine de Médicis, la duchesse de Longueville, Anne d'Autriche, Madame de Sévigné, Madame de La Vallière, la reine Marie-Antoinette, Madame de Lamballe, Madame Émile de Girardin, l'impératrice Eugénie, etc., etc.

Nombre de femmes brunes se teignent les cheveux en blond, uniquement pour en changer la couleur et leur donner un ton qui convienne mieux à leur carnation ou à l'expression de leur visage. Du reste, cette mode ne date pas d'hier. Les Romaines se teignaient les cheveux en blond, et les femmes africaines, jalouses de la beauté romaine, poudraient leurs cheveux avec du safran. Le frère du Titien, Vicellis, a raconté l'extraordinaire supplice auquel se soumettaient les dames italiennes pour faire blondir leurs cheveux. Elles montaient au haut de leurs maisons, et, aux heures les plus ardentes du jour, s'exposaient la tête aux rayons d'un soleil cuisant, la mouillant avec une petite éponge imbibée d'une eau préparée, et attendant que le soleil les séchât.

Je ne suppose pas que les coquettes voudraient, aujourd'hui, se condamner à un pareil martyre. Elles ont, d'ailleurs, à l'heure actuelle, des teintures d'une complète innocuité, pour blondir leurs cheveux.

La préparation la plus employée est l'eau oxygénée au quart, au huitième, au vingtième, selon la nuance que l'on veut obtenir. Elle ne constitue pas une teinture, à proprement parler; c'est simplement un *décolorant;* aussi n'a-t-elle aucune influence sur

les cheveux blancs, mais seulement sur les
cheveux bruns ou châtains. Sans être d'un
emploi dangereux, il est cependant utile de
savoir qu'elle n'est pas favorable à la vita-
lité des cheveux, qu'elle rend cassants
(Dʳ BROCQ). Pour appliquer l'eau oxygénée
on lave d'abord avec de l'eau tiède, légèrement ammoniaquée; on laisse sécher, puis
on passe simplement sur les cheveux une
éponge imbibée d'eau oxygénée. On renou-
velle cette application au moins cinq fois, à
deux jours d'intervalle, pour les cheveux
bruns, et trois fois pour les cheveux châtains. Il faut que le flacon qui la contient soit
toujours bien bouché, afin que l'eau ne
perde pas ses propriétés.

Mais si l'emploi de l'eau oxygénée est des
plus simples, il est bien assujettissant de conserver cette belle couleur blonde à la racine
des cheveux. En effet, les cheveux poussent
constamment; il y a des cheveux qui allon-
gent d'un demi-centimètre et même d'un
centimètre par mois. Il faut donc, pour

décolorer cette partie neuve du cheveu, un entretien qui exige des soins incessants. Tous les huit jours, il faudra que le coiffeur vienne pour mouiller légèrement les racines des cheveux à l'aide d'une petite brosse ou d'une très petite éponge imbibée d'eau oxygénée. Mais il faut absolument ne mettre de l'eau oxygénée que juste où il en faudra. Si l'on n'obéissait pas à cette exigence, les racines des cheveux apparaîtraient noires sur le front, dans la raie; et ce serait d'un effet déplorable.

Du reste, cet assujettissement se rencontre aussi bien chez les personnes qui ont les cheveux blancs, ou la barbe blanche, et qui se les teignent en noir. Si elles restent quelques jours sans remettre de la teinture sur les racines, on aperçoit très bien celles-ci qui sont blanches, tandis que le reste du cheveu est noir.

On peut encore teindre les cheveux en blond à l'aide de la rhubarbe. On fait bouillir, jusqu'à réduction de moitié, cent cinquante grammes de rhubarbe dans un demi-litre de vin blanc ; on passe ; on imbibe les cheveux, et on laisse sècher. Cette teinture est inférieure à l'eau oxygénée, tant par la nuance qu'elle détermine, que par sa fixité.

Pour teindre les cheveux en blond, on peut encore se servir de la teinture de curcuma, de l'acide chrysophanique (éviter d'en laisser couler sur les sourcils, dans les yeux).

Enfin il existe un arbuste qui sert à teindre les cheveux en blond : c'est le henné, dont les feuilles sont vertes, allongées. On prend les feuilles, on les pile de façon à les réduire en poudre. On verse quelque peu d'eau tiède pour en faire une pâte assez épaisse, d'un vert olive. On en enduit ensuite les cheveux à l'aide d'un petit pinceau ou d'une brosse, en ayant grand soin de ne pas en laisser tomber sur le front ou le cou, car chaque goutte fait tache, tache qu'on ne peut enlever qu'avec de l'am-

moniaque pur. Quand on a gardé cette pâte
pendant environ deux heures dans ses cheveux, on les lave pour enlever complètement
la pâte : les cheveux sont colorés en rouge.
On les frotte alors avec une deuxième
pâte préparée avec de l'indigo, ou bien on
les poudre avec de l'indigo ; on soumet
ensuite la chevelure pendant une demi-
heure à l'action de la vapeur d'eau ; les
deux pâtes se combinent et donnent une
coloration blonde, ou châtain, suivant les
proportions des mélanges employés. Mais il
faut une certaine expérience dans le manie-
ment de ces pâtes, pour obtenir la teinte
désirée.

La coloration des cheveux par le henné
constitue une opération assez longue et désagréable et qui doit être renouvelée à peu
près tous les mois ; mais loin de produire
une action défavorable sur la chevelure, elle
la rend au contraire souple et brillante. Au
contraire de l'eau oxygénée, le henné ne
décolore pas ; il colore. Les cheveux blonds

deviennent roux ; les cheveux noirs prennent la couleur fauve, couleur acajou, nuan-
cée et jolie. Si, par hasard, on avait obtenu
une teinte trop foncée, on pourrait l'éclaircir
en lavant les cheveux avec de l'eau oxygénée
coupée de moitié d'eau ordinaire. C'est sans
danger pour le cuir chevelu Les cheveux
blancs sont colorés en blond roux. Le seul
inconvénient de la teinture par le henné
réside dans la nécessité de renouveler l'application de cette teinture au moins une fois
par mois, sinon les racines des cheveux
apparaissent dans la couleur primitive, et
l'effet serait très vilain.

Je dois prévenir les dames qui voudraient
se faire teindre avec le henné, qu'il faut plusieurs années pour que les cheveux revien-
nent ensuite à leur état naturel. Si quelques-
unes, capricieuses comme la mode, voulaient
plus tard hâter le retour de leur chevelure
à leur couleur naturelle, elles seraient obli-
gées d'employer une autre teinture qui ne
serait pas aussi inoffensive que le henné.

TEINTURE ROUGE.

Pour avoir des tons rouges, on emploie exclusivement la pâte de henné mélangée avec une pâte préparée avec de l'indigo.

ACCIDENTS CONSÉCUTIFS AUX APPLICATIONS DE TEINTURES SUR LES CHEVEUX

Les accidents causés par les teintures varient, on le comprend, non seulement selon la nature des substances qui entrent dans leur composition, mais encore selon le nombre des applications qui sont faites, selon la sensibilité du cuir chevelu et la prédisposition individuelle aux inflammations et aux éruptions cutanées.

La plupart des teintures, je devrais dire toutes les teintures noires qui se vendent dans le commerce sont nuisibles, soit par la substance destinée à teindre la chevelure, soit par la substance ou le mordant qui sert à fixer la teinture sur les cheveux, soit par les produits de réaction chimique qui résultent de ces applications successives.

Le cuir chevelu est naturellement protégé par une sécrétion de nature graisseuse. Le premier effet des teintures est de dissoudre et d'enlever cette couche protectrice. Le second effet est d'irriter et d'altérer l'épiderme. Celui-ci, grâce aux érosions qu'il peut présenter, laisse la porte ouverte au poison chimique qui, par les vaisseaux sanguins sous-cutanés, pénètre dans la circulation. Les accidents que celui-ci peut occasionner se produisent avec une plus ou moins grande rapidité, et peuvent être locaux, c'est-à-dire localisés au cuir chevelu, ou généraux, c'est-à-dire se produire à distance du lieu d'absorption du poison.

Les teintures dont j'ai parlé et qui servent à colorer les cheveux en blond, châtain et rouge, sont inoffensives. Je ne saurais en dire autant des teintures destinées à colorer les cheveux en noir, et qui contiennent de l'argent, du plomb, du cuivre, de l'acide pyrogallique, du chlorhydrate de paraphé-nylène-diamine.

Les teintures renfermant du nitrate d'argent sont les moins dangereuses. Néanmoins, si elles ne donnent pas lieu à des accidents généraux, elles peuvent occasionner des accidents locaux, si la solution de nitrate d'argent est à une dose trop élevée. On peut voir alors survenir de l'irritation, de la tuméfaction du cuir chevelu, qui devient sensible et douloureux au toucher, qui peut même s'exfolier. On a vu les cheveux tomber à la suite de l'application de ces teintures fortes. On a signalé des ophtalmies d'une certaine gravité, parce que la solution, maladroitement appliquée, s'était déversée dans les yeux.

On a observé également sur les régions occupées par la barbe, les mêmes accidents que ceux qui surviennent sur le cuir chevelu.

Comme conclusion, on peut dire que les teintures à base de nitrate d'argent ne sont pas à recommander plus que les autres teintures noires, mais que, à la rigueur, on peut en faire usage, à la condition que la solution de nitrate d'argent soit à une faible dose et que son application ne soit répétée qu'à de longs intervalles. Au moindre accident local, on devra renoncer complètement à ces sortes de teintures.

Les teintures à base de plomb sont toutes dangereuses et doivent toutes être proscrites, sans distinction d'aucune sorte. Elles sont redoutables, surtout par les accidents généraux ou d'intoxication, qu'elles sont susceptibles de provoquer. On n'est plus à compter les accidents déterminés par ces teintures; des tremblements dans les membres, des paralysies musculaires diverses, des migraines, des névralgies, et, à un degré plus

avancé, des accidents pouvant entraîner la
mort. Je me bornerai, entre autres exemples,
à rappeler dans quelles conditions survint
la mort de Mlle Mars. La célèbre actrice de
la Comédie-Française parcourut, avec une
facilité sans égale, toute la gamme dramati-
que jusqu'à un âge qui est d'ordinaire pour
les actrices l'extrême vieillesse. En 1841, elle
donnait, à soixante-deux ans, sa représen-
tation d'adieux et jouait Célimène, du *Misan-
thrope*, et la Marquise, des *Fausses confi-
dences*, comme dans ses plus beaux jours. Sa
taille était restée souple, son organe harmo-
nieux, sa diction savante. Elle n'avait point
de cheveux blancs. Pour arriver à cet inces-
sant rajeunissement, elle se teignait les cheveux tous les dix jours. Elle usait sans dis-
cernement de teintures si toxiques, qu'elle
en mourut, le 20 mars 1847, en quelques
heures, après une affreuse agonie. La teinture dont elle se servait était, a-t-on dit, à
base de plomb et d'acide sulfhydrique.

Le Dr Swann a publié trois observations,

desquelles il résulte que l'emploi, pendant une année ou deux, d'une teinture à base de plomb, avait fini par provoquer une intoxication saturnine et avait déterminé, dans un cas, un tremblement des mains ; dans un autre cas, des coliques de plomb ; dans un troisième cas, un avortement.

On trouve dans les *Annales d'hygiène et de médecine légale* plusieurs cas d'accidents causés par la teinture des cheveux et de la barbe à l'aide d'une solution à base de plomb.

« Un garçon épicier, ayant les cheveux rouges, s'adressa à un coiffeur de Paris, possesseur d'une recette infaillible pour les teindre en noir. Quelques heures après, métamorphose complète. Mais le lendemain, le garçon épicier, défiguré et gravement malade, porta plainte contre le coiffeur qui fut traduit devant les tribunaux. L'analyse de la teinture employée donna les résultats suivants :

Chaux..................	30 grammes.	
Oxyde de plomb........	2	—
Silice.................	7	—
Sulfhydrate de soude...	5	—

L'emploi de cette teinture est des plus dangereux.

Un homme de quarante-sept ans, d'une constitution robuste et d'une santé parfaite, vit tout à coup ses forces décliner, son intelligence s'affaiblir, sans qu'on pût aucunement en soupçonner la cause. Son médecin se perdait en conjectures, lorsqu'enfin il apprit que, depuis un certain temps, cet homme se servait, plusieurs fois par jour, d'un peigne en plomb pour empêcher qu'on ne vît ses cheveux blanchir. On institua aussitôt un traitement en conséquence, mais déjà il était trop tard, et le malade succomba avec tous les symptômes d'un empoisonnement par le plomb. »

Je ne multiplierai pas davantage les exemples. On sera suffisamment édifié, je l'espère, pour que l'on renonce absolument à l'usage des teintures à base de plomb.

Quant à la teinture fabriquée avec le chlorhydrate de paraphénilène-diamine, et qui jouit encore d'une certaine vogue, je ne saurai la conseiller davantage.

En effet, le D* Cathelineau vient de publier dix-huit observations d'accidents plus ou moins graves survenus à la suite de l'application de cette teinture (*Annales de dermatologie, 1898*). Le D* Brocq a publié aussi plusieurs cas analogues.

Les accidents locaux déterminés par cette teinture peuvent être résumés ainsi : peu après l'application de la teinture, le cuir chevelu est le siège de vives démangeaisons, de sensations de brûlure et de cuisson ; il devient rouge et se tuméfie ; il se couvre parfois de vésicules qui, en se rompant, donnent lieu à un peu de suintement. Ces mêmes phénomènes se propagent souvent aux oreilles, au front, aux paupières, à tout le visage, voire même au cou. L'ensemble des lésions provoquées donne assez l'idée d'un érysipèle ou d'un eczéma aigu. Cette extension des phénomènes inflammatoires du cuir chevelu aux oreilles, aux paupières, peut être due soit à ce que les cheveux teints viennent plus ou moins en contact direct avec les oreilles, soit à ce que le sujet touche ses cheveux avec ses doigts, puis se frotte machinalement les paupières et la figure. Ce qui permet de le supposer, c'est qu'on observe fréquemment chez le sujet des plaques rouges, parfois suintantes, çà et là disséminées aux mains et aux poignets.

On observe des phénomènes analogues aux lèvres et autour des narines, chez les hommes qui se teignent la moustache et la barbe avec la teinture de chlorhydrate de paraphénylène-diamine.

Ces accidents locaux présentent une durée moyenne de une à trois semaines. Le retour à l'état normal de la peau s'effectue peu à peu par une desquamation plus ou moins accentuée.

4

Dans les cas graves, on voit survenir rapidement des éruptions d'aspect érysipélateux
qui ont de la tendance à se généraliser en
envahissant des régions du corps assez éloi-
gnées des points qui ont été directement en
contact avec la teinture, et en s'accompa-
gnant de sensations douloureuses, de sensations du prurit, parfois très intenses. Les
poussées éruptives peuvent consister en
lésions eczémateuses ou furoncles, en an-
thrax même, chez les sujets prédisposés
(Dr BROCQ).

L'application de la teinture de chlorhydrate
de paraphénylène-diamine peut encore déterminer des acccidents généraux plus ou
moins graves, et qui témoignent d'un véritable empoisonnement du sang : migraines,
maux de tête, névralgies, fatigue muscu-
laire, dépression nerveuse, troubles du
sommeil, vomissements, diarrhée, troubles
de la sensibilité, troubles des fonctions de
l'œil, du cœur, des reins, qui, on le sait, sont
les organes par lesquels s'éliminent les poi-

sons absorbés. Aussi, n'est-il pas rare de
constater dans l'urine la présence de l'albu-
mine.

J'ai donné des soins, il y a quelques mois,
à une dame qui, à deux reprises différen-
tes, dans un intervalle de trois mois, fut
atteinte d'une tuméfaction érysipélateuse du
cuir chevelu, des oreilles, de la face, deux
ou trois jours après s'être fait teindre les
cheveux en noir. Je n'ai pu me procurer la
teinture qu'on lui avait appliquée, mais, en
raison de la nature des accidents survenus,
je suis convaincu qu'elle était au chlorhydrate de paraphénylène-diamine.

Enfin, je ne conseille pas non plus d'user
de teintures dans lesquelles il entre de
l'acide pyrogallique. Le D^r Du Castel a eu à
soigner un eczéma survenu après l'emploi
d'un produit réputé inoffensif et dénommé
simplement *teinture pour les cheveux*. Les
deux flacons qui ont amené ce résultat
fâcheux contenaient le premier, dit n° 1, un
mélange de potasse et d'acide pyrogallique,
le second, dit n° 2, de l'eau oxygénée.

CONCLUSION.

Bien que l'on puisse plaider les circons-
tances atténuantes en faisant remarquer que
si les teintures pour les cheveux provoquent
effectivement de graves accidents, ceux-ci
sont relativement en petit nombre, eu
égard au grand nombre de femmes qui se
teignent, il faut toujours songer à la prédisposition particulière aux éruptions, aux
accidents, parfois mortels, qui peuvent survenir. Les personnes adonnées à ces pratiques tinctoriales feront bien de méditer les
lignes suivantes, dues à la plume de Cons-
tantin James, et qui trouvent bien ici leur
place : « Je n'ignore pas qu'en parlant de

l'éventualité d'accidents mortels, je m'expose
à ce qu'on y voie une telle exagération de ma
part, que c'est un peu comme si je prêchais
dans le désert ; qui sait même si telle de
mes lectrices qui, depuis plus ou moins de
temps fait impunément usage de ces teintures, ne sera pas tentée de me dire ironi-
quement :

Les gens que vous tuez se portent assez bien.

Sans doute, il est des personnes qui peuvent employer, un certain temps, des teintures sans grands inconvénients apparents,
et ce n'est qu'après un usage de plusieurs
mois et même de plusieurs années que les
accidents se montreront. Il n'y a rien là qui
soit très étonnant, car on sait que s'il y a,
pour certaines substances médicamenteuses
ou chimiques, une tolérance graduelle qui
finit par s'établir dans l'économie, le phéno-
mène inverse peut se produire et l'intolé-
rance peut, peu à peu, atteindre des propor-

tions ennuyeuses, si l'on continue l'usage de
la substance nuisible. C'est pour cette raison
que je condamne les pratiques qui consistent
à se teindre la chevelure sans se soucier de la
santé générale.

Que les femmes se résignent donc sans
dépit à laisser leurs cheveux blanchir avec
l'âge, en leur conservant ainsi leur couleur
naturelle. Il y a autant de grâce que de
dignité à dédaigner de réparer du temps
l'irréparable outrage. Il faut savoir accepter
la neige des années, elle s'harmonise avec
la physionomie que donnent à la longue le
temps et les chagrins. Encadrés de cheveux
blancs, certains visages s'adoucissent, s'em-
bellissent singulièrement. Les teindre est de
la coquetterie mal placée ; c'est se rendre souvent ridicule, parce qu'il faut se bien pénétrer
que ceux qui vous approchent sont rarement
dupes de cette coloration factice ; c'est parfois s'exposer à quelque péril, si l'on emploie
une teinture dangereuse ; enfin, c'est souvent

nuire à la beauté, qui réside surtout dans l'harmonie et la vérité des couleurs ; « les teintures ne vont bien qu'aux visages qui n'ont pas vieilli ; sinon l'on porte, selon le mot d'Archidamus, le mensonge sur la tête, » (Dʳ MONIN.)

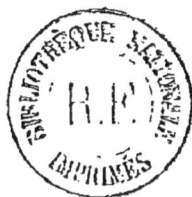

112

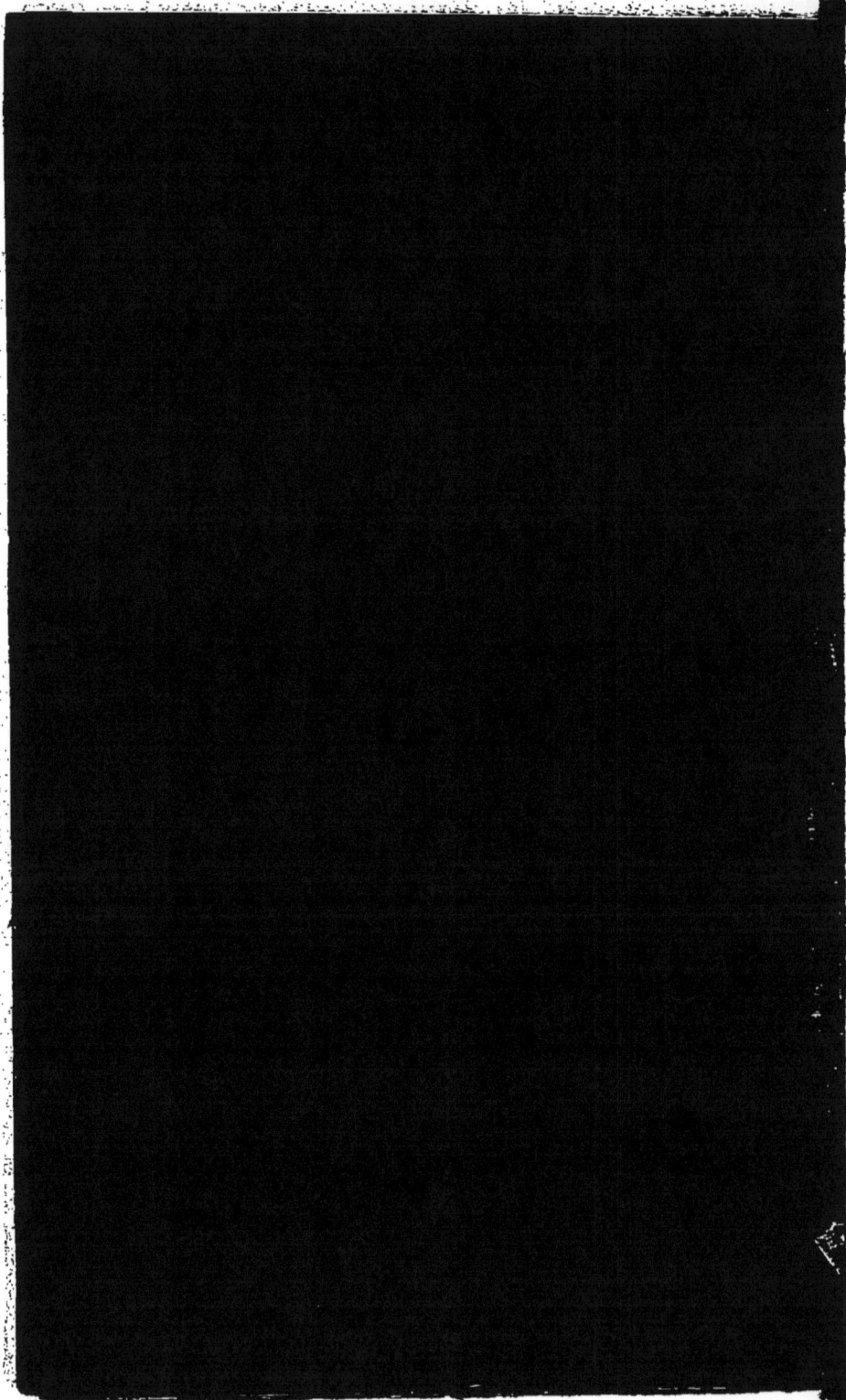

www.ingramcontent.com/pod-product-compliance
Lightning Source LLC
Chambersburg PA
CBHW050515210326
41520CB00012B/2315